DE LA

PYO-SALPYNGITE

PAR M. PAUL VALLIN,

Professeur suppléant,
Chef des travaux anatomiques,
Ancien aide d'anatomie de la Faculté de Paris,
Ancien interne des Hôpitaux de Paris,
Membre de la Société des Sciences médicales de Lille,
Ex-vice-Président de la Société anatomo-clinique.

LILLE,
AU BUREAU DU *JOURNAL DES SCIENCES MÉDICALES*,
56, RUE DU PORT.

1889.

DE LA

PYO-SALPYNGITE

PAR M. PAUL VALLIN,

Professeur suppléant,
Chef des travaux anatomiques,
Ancien aide d'anatomie de la Faculté de Paris,
Ancien interne des Hôpitaux de Paris,
Membre de la Société des Sciences médicales de Lille,
Ex-vice-Président de la Société anatomo-clinique.

Sous ce nom, nous voudrions étudier une affection, sans doute signalée depuis longtemps dans les auteurs classiques, mais dont la symptomatologie et la pathogénie restaient fort obscures, dont le diagnostic, en un mot, était rarement fait.

Et pourtant, ouvrons les traités d'Aran surtout, de Scanzoni, de Courty ; nous y trouvons mentionnées et les salpingites catarrhales et purulentes, et les hydropisies de la trompe. L'étiologie, la pathogénie de ses lésions y sont déjà soupçonnées.

Seules, les hardiesses du chirurgien, qu'autorisent les conquêtes modernes de l'antisepsie et de l'asepsie, hardiesses qui lui permettent d'aborder impunément toute séreuse, ont permis :

a. D'étudier complètement l'anatomie pathologique.

b. De pénétrer l'étiologie et la pathogénie des affections tubaires.

c. De tracer les grandes lignes de leur symptomatologie.

d. D'asseoir sur des bases, relativement solides, le diagnostic de ces affections.

e. De poser le problème de l'intervention et de le résoudre diversement, mais utilement suivant les circonstances.

A L. Tait l'honneur incontesté d'avoir été en gynécologie le promoteur d'une révolution aussi hardie par les moyens, que féconde en résultats pratiques. Mais il devait être bientôt suivi par de nombreux chirurgiens français et étrangers.

Si nous voulons essayer aujourd'hui de tracer un tableau d'ensemble de l'affection, nous devrons puiser surtout dans les annales de nos Sociétés savantes : Académie de Médecine, Société de Chirurgie...

Cette question, si controversée, a fait l'objet de discussions approfondies au sein de la Société de Chirurgie au cours de l'année 1888. Des communications très intéressantes sur ce sujet furent faites successivement par MM. Terrillon, L. Championnière, Quénu, Trélat, Terrier, Bouilly, Richelot. A la fin de la même année, deux internes des hôpitaux de Paris, MM. Lavie et Montprofit, firent de l'étude de cette affection l'objet de leurs thèses. Tels sont les matériaux que nous mettrons surtout à contribution pour la rédaction de cette revue.

Anatomie pathologique.

L'anatomie pathologique de la pyo-salpingite date d'hier. — Depuis que les cliniciens ont appris à la reconnaître, que les chirurgiens ont osé lui appliquer leurs méthodes de traitement, on a pu étudier sur des pièces fraîches des lésions imparfaitement connues jusqu'alors.

Cornil en France, Orthmann en Allemagne sont les deux auteurs qui ont le mieux étudié l'anatomie pathologique de cette affection, et pour ainsi dire sur le vivant. Ce sont leurs mémoires qui nous guideront dans l'étude de l'anatomie pathologique.

Une laparotomie est faite dans le but d'enlever les annexes suppurées. Un doigt, deux doigts détachent les adhérences du grand épiploon ou de l'intestin si elles existent ; ils refoulent ces organes par en haut, et pénètrent dans le petit bassin. Là, d'un côté de l'utérus, ou des deux côtés, ils constatent et délimitent une seule ou deux tumeurs adhérant faiblement ou intimement à tous les organes voisins : utérus, ligament large, cul-de-sac de Douglas, rectum.

Enfin, après bien des efforts, pendant lesquels un abcès est quelquefois crevé dans le péritoine, la masse est séparée de ses adhérences, pédiculisée, amenée à l'ouverture abdominale, et détachée après ligature du pédicule.

Nous pouvons alors examiner la tumeur et nous la trouvons constituée d'ordinaire par une masse où l'on distingue encore l'ovaire plus ou moins altéré, et, s'enroulant autour de lui, la trompe dilatée par le pus.

Si nous passons successivement en revue chaque organe, nous

voyons que la *trompe* présente une teinte grisâtre, ou gris rosé; qu'elle est augmentée de volume, distendue, d'autant plus volumineuse qu'on l'examine sur un point plus éloigné de l'utérus; qu'elle atteint le volume du petit doigt, du pouce et même plus. — On l'a comparée à une saucisse; mais elle est noueuse, bosselée, tortueuse. Se recourbant autour de l'ovaire, elle l'entoure aux 3/4 d'une courbe à concavité inférieure et interne. Parfois la trompe, distendue outre mesure, perd sa forme cylindrique, s'allonge et constitue une véritable poche purulente à aspect piriforme, irrégulier. — On cite les observations de Terrillon, L. Taït, L. Championnière, qui ont enlevé des trompes contenant 500, 800, et 1,000 gr. de pus.

L'ouverture du pavillon est toujours oblitérée; les franges en sont tantôt hypertrophiées, gonflées et tantôt effacées, atrophiées sans qu'on puisse en retrouver trace.

L'orifice utérin est souvent aussi obturé, et ce par suite de l'épaississement de la muqueuse; la disparition des deux orifices donne la raison de la distension outre mesure de la trompe par son contenu.

A l'ouverture de ce conduit, on constate :

1° La présence de pus épais;

2° Un épaississement considérable de sa paroi fibro-musculaire, et de sa muqueuse grise et mollasse;

3° Une augmentation de sa cavité;

4° Des végétations irrégulières, grises, tomenteuses, molles, visibles à l'œil nu, surtout sous l'eau.

Ces végétations sont le résultat de l'accroissement en longueur, de l'augmentation de nombre, du bourgeonnement plus ou moins considérable des villosités et végétations normales de la membrane muqueuse des trompes. — Remplissant la lumière du conduit, elles se soudent et souvent arrivent par cette fusion à circonscrire des cavités ou même cloisonner entièrement la trompe.

Le liquide puriforme, contenu dans les oviductes, ne renferme pas le plus souvent de micro-organismes en raison du long temps depuis lequel il y est enfermé. Épais, souvent pauvre en globules blancs, il est riche, au contraire, en cellules cylindriques desquamées. Ce pus sépare les unes des autres les végétations arborescentes, anastomosées, remplissant la cavité élargie de la trompe. Ces végétations, tout en ressemblant comme lésions à celles de la salpingite catarrhale, les représentent exagérées ; elles sont beaucoup plus développées, de 2 et 3 fois plus épaisses.

Cette épaisseur est due à une infiltration de leur tissu conjonctif par une quantité considérable de cellules rondes.

Toutes ces végétations sont tapissées par une simple couche de cellules cylindriques assez basses, moins allongées qu'à l'état normal, souvent et non toujours pourvues de cils vibratiles. — Parfois l'extrémité des végétations ne présente plus le revêtement épithélial, qu'on retrouve pourtant encore dans la profondeur des dépressions qui les séparent les unes des autres. — Parfois même, on note une destruction superficielle circonscrite de ces végétations. Telles sont les lésions qu'on note d'ordinaire du côté de la trompe.

Qu'on examine maintenant *l'ovaire*. Des tractus fibro-vasculaires, des fausses membranes fibreuses, ou minces, ou épaisses, rouges et vasculaires le réunissent d'ordinaire à la trompe et aux organes voisins du pelvis. — Ce sont là les traces de l'inflammation qui, à maintes reprises, s'est déversée de la trompe par son pavillon sur le péritoine voisin. — C'est comme la signature des pelvi-péritonites à répétition qu'on note dans chacune des observations.

L'ovaire n'est que rarement atteint dans sa profondeur, mais presque toujours sa surface est altérée par ces fausses membranes. — Parfois il offre des altérations secondaires et dues à la rupture des follicules de de Graaf; le sang, ne pouvant s'échapper au dehors, s'enkyste sous les adhérences superficielles.

C'est dans la pyo-salpingite qu'on rencontre des ovaires, dont le pourtour sclérosé peut être comparé à une coque fibreuse ; si on vient à les ouvrir, on découvre alors au sein du parenchyme, un, deux, trois kystes purulents du volume d'une noisette. — Rarement, ces abcès plus volumineux, communiquent avec la trompe, et constituent des poches anfractueuses très étendues. Ces poches purulentes, adhérentes à l'utérus, au rectum, à la face postérieure du ligament large, proéminent dans le petit bassin.—C'est ce qu'on a confondu souvent avec le phlegmon du ligament large ou pelvi-péritonite suppurée. Gil Wilre a pu démontrer que les 4/5es des abcès pelviens avaient la trompe pour origine.

Les salpingo-ovarites suppurées s'ouvrent quelquefois dans le rectum, moins souvent dans le vagin et la vessie. — Le pus peut également se frayer un chemin du côté des parois du bassin, l'abcès fuse alors dans la fosse iliaque ou vient s'ouvrir au dehors au-dessus du pubis.

Enfin, s'il ne s'est pas abcédé dans son parenchyme, après avoir été chroniquement enflammé et emprisonné pendant longtemps dans des fausses membranes, l'ovaire finit par s'atrophier et se scléroser. On le trouve alors réduit à une petite masse fibreuse, dure et bosselée.

Souvent l'ovaire et la trompe n'occupent plus leur situation normale ; par le fait de leur augmentation de volume, ils ont coulé dans le cul-de-sac de Douglas et y sont restés fixés par des adhérences ; on se rend très bien compte de cette nouvelle situation. Il n'en est plus de même lorsque, cas d'ailleurs relativement fréquent, les annexes ont été soudées par la pelvi-péritonite et la pelvi-ovarite derrière le pubis ou le trou obturateur. — Les lésions, nous l'avons déjà répété, sont d'ordinaire, doubles ; aussi, arrive-t-il de rencontrer les annexes d'un côté en prolapsus dans le cul-de-sac recto-utérin, et celles du côté opposé derrière la branche horizontale du pubis.

Avant de terminer, il faut dire que l'hémorrhagie de la trompe, l'hémato-salpingite, est un accident qui peut survenir aussi bien dans la salpingite purulente que dans la salpingite catarrhale. La fréquence de ces hématomes s'explique par les congestions périodiques de la muqueuse tubaire.

Il faut également dire un mot d'une pyo-salpingite d'un genre particulier. J'ai nommé la pyo-salpingite tuberculeuse. La trompe, augmentée de volume, présente soit à sa surface, soit dans sa paroi musculaire, des granulations ou demi-transparentes ou jaunâtres. — Après l'ouverture longitudinale de la trompe, on reconnaît qu'elle est dilatée, contient un liquide opaque, plus ou moins épais, puriforme, caséeux, granuleux ; que la paroi épaissie montre des îlots tuberculeux, visibles le plus souvent à l'œil nu. — L'examen histologique est loin d'être toujours affirmatif au point de vue de la présence des bacilles au milieu de ces lésions caractéristiques de la tuberculose.

Définition.

L'étude que nous venons de faire de l'anatomie pathologique de cette affection nous montre que *salpingite* est un mauvais mot. — L'inflammation isolée de la trompe est, en effet, une maladie rare. Les salpingites pures sont peu communes et, comme le faisait récemment remarquer M. le professeur Trélat, la véritable dénomination devrait être : *métro-salpingo-ovario-péritonite,* puisque l'utérus, les trompes, l'ovaire et le péritoine peuvent être à la fois malades.

On se sert, pour simplifier, du mot salpingite qui s'applique à cet ensemble, sans oublier pour cela que tous les traits du tableau ne sont pas toujours également marqués.

Étiologie.

Toute inflammation de la muqueuse utérine pourra se propager à la trompe ; c'est dire que l'étiologie de la salpingite se confond en partie avec celle de la métrite.

Dans toutes les observations, on voit les malades faire remonter le début de leurs accidents à une blennorrhagie, à leur dernier accouchement, plus souvent à un avortement.

Voilà les vraies causes de l'affection.

A côté de celles-ci, mais exceptionnellement, on note des manœuvres pratiquées sur l'utérus : sondages avec des instruments malpropres, déchirure du col...

La tuberculose peut également infecter les organes génitaux de la femme et se traduire, sous forme de pyo-salpingite tuberculeuse primitive, ou secondaire à la métrite.

Nous ne ferons que rappeler, qu'on a incriminé la variole, la scarlatine, les oreillons, de manifester leur influence sur les annexes de l'utérus, absolument comme ils l'exercent sur le testicule.

Enfin, la pyo-salpingite a été observée par quelques auteurs dans des cas de fibromes ou de kystes de l'ovaire, liée encore ici à une métrite concomitante.

Pathogénie.

Deux théories sont en présence pour expliquer l'origine des lésions des annexes : trompe et ovaire :

1° L'une, théorie de la *lymphangite,* née des anciennes idées qu'on avait sur la pathologie, et reprise avec talent par M. Lucas-Championnière ;

2° L'autre, théorie de la *propagation,* formulée déjà par Aran, admise par Lescurre, Bernutz et ses élèves, autour de laquelle viennent se grouper la presque unanimité des chirurgiens et gynécologistes tant en France qu'à l'étranger.

I. — D'après M. L.-Championnière, la maladie primitive est une lymphangite péri-utérine avec cellulite pelvienne. Le tissu cellulaire et les ganglions des parties latérales de l'utérus constituent un véritable phlegmon dont la chaleur, la tension sont bien senties sous le doigt.

En même temps, les lymphatiques vont infecter péritoine pelvien, trompes et ovaires.

Et plus tard on trouve ce paquet latéral à l'utérus, assez lointain, séparé du doigt par le tissu cellulaire du ligament large, plus accessible à la main qui touche à travers la paroi abdominale. Ce paquet qu'on opère, est secondaire à la maladie primitive.

En d'autres termes : les lésions des annexes sont la conséquence et comme le résidu du phlegmon péri-utérin, du phlegmon du ligament large. — C'est donc une erreur de confondre :

Lésions des annexes,
Phlegmon péri-utérin,
Phlegmon du ligament large.

II. — A cette théorie, les partisans de la propagation opposent que :

1° Le fameux adéno-phlegmon, latéral au col, ou postérieur au pubis, n'a jamais été chirurgicalement prouvé, pas plus que l'anatomiste n'a pu mettre le doigt sur les ganglions qui en deviendraient le siège ;

2° Qu'on devrait rayer de l'étiologie de la salpingite toutes les lésions du col utérin, puisque les lymphatiques du col ne se dirigent nullement vers les annexes, mais vont aux ligaments utéro-sacrés ;

3° Que les lymphatiques du corps de l'utérus passent à distance de la trompe, à la base de l'aileron moyen ;

4° Qu'on ne trouve de pus que dans la cavité de la trompe et nullement dans ses parois et l'épaisseur du ligament large autour des troncs lymphatiques, qui le parcourent. En un mot, point d'abcès péri-lymphatique, comme dans toute lymphangite.

Au contraire, quoi de plus naturel que d'admettre qu'une inflam-

*

mation utérine se propage de proche en proche jusqu'aux trompes, gagne leur pavillon, se déverse dans le péritoine et sur l'ovaire.

Cette théorie satisfait l'esprit et rend compte de toutes lésions qu'on observe d'ordinaire dans la salpingite, qu'il faudrait, pour être exact et suivant la remarque de Trélat, dénommer ; *métro-salpingo-ovario-péritonite*.

Les lésions seraient ici ascendantes absolument comme dans la cystite qui conduit à la néphrite par l'uretère comme dans l'uréthrite qui aboutit à l'épididymite : telles encore l'angine, coupable de l'otite moyenne par l'intermédiaire de la trompe d'Eustache.

Pour la plupart, à l'heure actuelle, le phlegmon du ligament large doit être une rareté. D'aucuns vont même jusqu'à nier son existence et placer toutes les suppurations du bassin dans la trompe, l'ovaire ou les cavités aréolaires d'une pelvi-péritonite suppurée.

M. Trélat est moins radical. Le savant professeur range en trois classes les suppurations du petit bassin :

1° La première est très rare — il s'agit de collections purulentes para-utérines, très nettement situées en dehors du péritoine.

Son *foyer de paramétrite purulente* n'est autre que le phlegmon péri-utérin, le phlegmon du ligament large ;

2° Dans une deuxième série de cas, Trélat dit : *cellulite pelvienne ;* cette classe, au moins aussi exceptionnelle que la précédente, doit répondre aux *pelvi-péritonites des anciens*. Ce sont des collections purulentes à foyers multiples, s'accompagnant de fistules rectales, vaginales, ombilicales, rarement de fistules inguinales ;

3° Mais c'est dans la vaste classe des *salpingites* qu'il faut ranger la grande majorité des suppurations du petit bassin.

Symptomatologie.

La symptomatologie est de conquête toute récente et résulte de l'observation attentive des chirurgiens français. On la trouve toute entière tracée, et seulement, dans les discussions de la Société de chirurgie.

L. Tait, chez des femmes, qui souffraient depuis longtemps du bas-ventre, trouvait au toucher et au palper des tuméfactions latérales du petit bassin, les reconnaissait pour lésions ovariennes et tubaires, et les enlevait.

Mais il appartenait aux chirurgiens français, en pénétrant la pathogénie de cette affection, de marquer l'enchaînement des symptômes, leur succession, de décrire la marche de l'affection, de remonter jusqu'à son mode de début.

Début. — D'ordinaire, en interrogeant attentivement la patiente, on apprend qu'elle souffre depuis un an, deux ans, dix ans... Depuis un accouchement, un avortement surtout, un écoulement blennorrhagique.

A la suite d'un accouchement, elle a commis quelque imprudence, après un avortement elle s'est mal soignée, et des douleurs sourdes se sont installées dans le bas-ventre, dans les régions latérales, zones ovariennes; parfois ces douleurs ont revêtu le caractère de véritables crises se répétant chaque jour, se prolongeant 5 à 6 heures pour revenir aux mêmes heures le lendemain, s'espaçant de plus en plus jusqu'à disparaître.

Mais les premières règles abondantes et prolongées, ont constitué de véritables hémorrhagies et rappelé les douleurs qui semblaient apaisées.

Tel est un mode de début fréquent de l'affection.

D'autres fois les mêmes causes ont été le point de départ d'une :

1° Péritonite aiguë ou subaiguë qui s'est localisée au petit bassin;

2° D'une poussée septique qui a fait redouter une intoxication générale, une fièvre puerpérale;

3° D'une apparence de phlegmon du ligament large.

Je le répète, en interrogeant attentivement la malade, on retrouve presque toujours, à date plus ou moins éloignée, l'un ou l'autre de ces modes de début de l'affection.

Évolution lente. — Une fois installée, la caractéristique de l'affection réside dans des alternatives de périodes relatives de calme et de santé passable, avec des poussées inflammatoires douloureuses, ayant le caractère d'inflammations péritonéales.

Mais, même dans les périodes dites d'accalmie, les patientes sentent toujours leur ventre. Les douleurs, d'abord sourdes, deviennent plus vives; tantôt c'est comme une pesanteur, d'autres fois, c'est une véritable torsion, une déchirure qui occupe soit l'un, soit les deux côtés du bas-ventre, le côté droit surtout. Parfois, la région sus-pubienne elle-même est le siège de douleurs aussi vives, paraissant en rapport avec l'existence d'une métrite intense.

Quoi qu'il en soit, de la région ovarienne, comme centre, ces douleurs rayonnent soit vers les lombes, soit le long des cuisses et descendent jusqu'à la partie interne des genoux. D'autres fois, c'est comme une pesanteur du bas-ventre d'où partent des élancements vers les parties génitales externes, ou encore une sorte de battement douloureux au niveau de l'aine.

Essentiellement tenaces, ces douleurs résistent à tous les moyens, usités en pareil cas contre les névralgies.

Le moindre ébranlement les exaspère ; la marche, les efforts, la défécation surtout et le coït les réveillent, déterminent des paroxysmes de souffrance atroces, intolérables, tellement atroces chez certaines femmes, qu'elles perdent toute notion des choses extérieures, pendant quelques minutes.

Si des métrorrhagies constituent souvent l'un des bons signes du début, plus tard la menstruation paraît rarement influencée.

Par contre, elle est souvent l'occasion de poussées douloureuses excessives, qui condamnent la patiente au lit et à l'immobilité la plus absolue pendant 8, 10 et 15 jours chaque mois.

En résumé, toujours ces femmes souffrent, et souvent leurs souffrances deviennent intolérables au moment des époques.

Les règles également, ou une fatigue intempestive, ramènent non seulement des douleurs, mais des poussées inflammatoires péritonéales qui se répètent fréquemment, poussées successives, qui se traduisent chaque fois par du ballonnement, des nausées, parfois des vomissements, de la fièvre, un état général plus ou moins grave, le développement d'une tuméfaction dans l'une ou l'autre des fosses iliaques.

A la suite de ces poussées inflammatoires successives, de ces douleurs constantes et persistantes, la santé de la patiente finit par s'altérer ; elle pâlit, maigrit, présente un peu de fièvre, de la fatigue, de l'abattement, de l'inappétence. Les malades deviennent nerveuses, excitables, sujettes aux palpitations cardiaques, à charge à elles-mêmes et à leur entourage.

Elles souffrent d'un état nauséeux presque continu. La constipation semble également la règle, et les défécations sont l'occasion de crises douloureuses intenses. Les mictions, souvent elles aussi, sont douloureuses et certaines malades se plaignent d'épreintes et de ténesme vésicaux.

Un signe, noté dans quelques observations, est la présence d'un écoulement purulent par le vagin, sorte de pyorrhée, qui se ferait de la trompe dans l'utérus et qu'on pourrait voir sourdre par le col.

Quoi qu'il en soit de ces symptômes, et bien que le mode de début chez une accouchée, ou une avortée, le caractère des douleurs, l'alternance entre les périodes relatives de calme et les poussées inflammatoires permettent presque à coup sûr d'asseoir un diagnostic certain, l'examen local s'impose qui viendra confirmer les lésions tubo-ovariennes soupçonnées.

SIGNES PHYSIQUES.

L'inspection, rarement, dans une, deux observations, a permis de noter dans la région ovarienne, une saillie peu appréciable.

La *palpation* est déjà plus utile. Elle indique nettement, dans quelques cas, la présence d'une collection dans une fosse iliaque ou d'un empâtement lisse, régulier, sans bosselures. En un mot, elle permet de noter l'existence du *plastron abdominal*, c'est-à-dire d'une induration ou plutôt d'une rénitence spéciale de la paroi au-dessus de l'arcade-pubienne, et du ligament de Fallope, se prolongeant et s'étalant à une distance variable de l'ombilic.

Les auteurs classiques expliquent ainsi le plastron abdominal; l'inflammation phlegmoneuse, née dans le ligament large, s'infiltrant de proche en proche, décolle le péritoine, remonte le long des parois pelviennes et abdominales et produit l'épaississement du tissu cellulaire sous-péritonéal, lequel donne la sensation du plastron.

Pour Terrillon, cette interprétation ne repose ni sur les faits anatomiques observés, ni sur le point de départ de la maladie. — A la suite de laparotomies faites dans le but d'enlever et l'ovaire et la trompe, le chirurgien de la Salpétrière s'est convaincu que le plastron abdominal est constitué d'ordinaire par les annexes de l'utérus malades, indurées, entourées de fausses membranes et accolées à la face profonde du péritoine. — D'autres fois, si l'ovaire et la trompe altérés ont contracté des adhérences avec le cul-de-sac de Douglas ou les parois latérales du bassin, le plastron ne se trouve plus constitué par les annexes, mais, par les produits inflammatoires émanés de ces organes malades, et propagés jusqu'à la paroi abdominale, où ils viennent fixer des anses intestinales accolées.

En résumé, pour les auteurs anciens, le plastron abdominal était extra-péritonéal; pour Terrillon, il est intra-péritonéal. J'avoue que pour ma part cette dernière façon de comprendre et d'expliquer les choses, me paraît plus séduisante.

Le toucher vaginal seul est, sans contredit, le mode d'exploration qui nous donne les renseignements les plus précis; et les données qu'il fournit permettent sinon toujours, du moins le plus souvent, d'affirmer le diagnostic.

a. Si les phénomènes réactionnels du côté du péritoine ont été peu accusés, le col est mobile et isolé, les culs-de-sac sont conservés et le col est séparé des organes circonvoisins par un sillon dans lequel on peut insinuer ou la pulpe du doigt ou l'ongle.

Le doigt enfoncé plus profondément, du côté droit surtout, détermine une douleur très vive. De ce côté, à travers le cul-de-sac latéral ou plus en arrière, empiétant sur les limites latérales du cul-de-sac de Douglas, le doigt arrive sur une tumeur dure, bosselée, constituée soit par la trompe distendue, soit par l'ovaire, soit par les deux organes accolés.

Cette tumeur varie du volume d'une noix à celui du poing, elle est très douloureuse au toucher, et se trouve à distance du cul-de-sac vaginal qu'il faut déprimer pour l'atteindre.

b. Si les poussées inflammatoires se sont succédées, comme c'est la règle : le col est comme soudé; l'utérus moins mobile.

Le col est gros et la matrice volumineuse, ce qui est en rapport avec la métrite concomitante.

L'augmentation de volume du corps utérin est confirmée par le palper bimanuel, comme par la sonde utérine. Les culs-de-sac sont en partie comblés bien que toujours existants. Et le doigt reconnaît difficilement ou l'ovaire, ou la trompe, au milieu du paquet qui résulte de l'agglutinement de ces organes entr'eux et avec les organes voisins.

Le *toucher rectal* est parfois plus utile que le toucher vaginal et donne de meilleurs renseignements; il permet, en effet, de donner au doigt une inclinaison latérale beaucoup plus étendue, d'explorer ainsi toute la face postérieure du paquet latéral, de percevoir, pour ainsi dire, sous le doigt, la fluctuation de la trompe distendue.

Les notions acquises par ce mode d'exploration sont encore bien plus précises lorsque, fait d'ailleurs fréquent, les annexes sont tombées dans le cul-de-sac de Douglas.

Parfois le toucher vaginal reste muet, les culs de-sac sont libres, et il faut alors pousser le doigt très haut et *combiner le palper abdominal* avec le toucher pour saisir le paquet latéral à l'utérus, entre les deux mains.

Ces divers modes d'exploration, palper ou toucher, réveillent une vive douleur, surtout si le doigt refoule les culs-de-sac, surtout s'il rencontre un ovaire prolabé. Tellement que, parfois, la malade redoute les examens, pourtant si nécessaires à établir un diagnostic et une ligne de conduite autorisée.

Si les parois abdominales sont épaisses, si elles sont tendues, comme cela est l'ordinaire, puisque le palper réveille la douleur, *l'examen sous le chloroforme* est tout indiqué; une fois la résolution complète obtenue, l'examen bimanuel permet de bien saisir entre les deux mains le paquet latéral à l'utérus et d'assurer ses limites, sa consistance, ses connexions. C'est là, souvent, une sage précaution avant une intervention.

Il faut dire aussi que, quoique les divers modes d'exploration ne donnent parfois d'indications précises que d'un seul côté, pourtant presque toujours les annexes sont trouvées, lors de l'opération, malades des deux côtés.

Il faut dire enfin que, dans un certain nombre de cas, après des examens répétés et minutieux, le diagnostic reste encore incertain. Je veux parler de ces cas où les lésions sont inaccessibles au toucher, où la menstruation est parfaitement conservée, où on ne note que partie des signes attribués d'ordinaire aux salpingites.

Marche.

La marche de l'affection est caractéristique, et tout dans celle-ci revêt une physionomie spéciale : les antécédents et le mode de début. — Les alternances de périodes relatives de calme et de santé passable avec poussées inflammatoires douloureuses, ayant le caractère d'inflammations péritonéales. — La période **d'état**, dont le propre, une fois la lésion installée, est un malaise abdominal constant, doublé bientôt d'un malaise général. Enfin, *l'évolution lente* des accidents dans la plupart des cas.

Accidents.

Les accidents auxquels expose la pyo-salpingite peuvent être déduits du siège et de la nature infectieuse de l'affection. On peut donc les grouper sous plusieurs chefs :

1° Dans une première catégorie, nous réunirons les cas où l'inflammation tubaire déborde du pavillon sur le péritoine s'accusant alors par :

a. Une pelvi-péritonite à marche très aiguë ;

b. Voir même une péritonite généralisée qui peut emporter rapidement la malade ;

c. Mais le plus souvent par une pelvi-péritonite chronique et quelquefois latente.

Une conséquence de ces inflammations péritonéales, ce sont les adhérences qu'elles entraînent à leur suite — d'où les tiraillements et douleurs qui tourmentent les malades et contre lesquelles la thérapeutique médicale est impuissante.

Un autre fait qui frappe dans l'étude de ces poussées de péritonite, c'est, comme nous l'avons déjà répété, leur répétition et leurs rechutes si fréquentes.

2° Dans un second groupe, nous rangerons les accidents dus à la rupture de l'abcès de l'ovaire ou de la trompe dans le voisinage :

a. Rupture qui peut se faire dans le péritoine, d'où une péritonite septique à marche foudroyante ;

b. Rupture qui se fait le plus souvent dans les organes creux du petit bassin : rectum, utérus, vessie, vagin — mais surtout dans le rectum où la présence du pus détermine l'entérite si bien décrite par Nonat.

Cet accident, c'est-à-dire l'ouverture de l'abcès dans un organe voisin, peut être un mode de guérison de la salpingo-ovarite suppurée. Mais, d'autres fois, le trajet reste fistuleux ; ou encore la cavité de l'abcès se vide et se remplit à des intervalles variables. La patiente demeure alors exposée au dangers de la septicémie ou de l'épuisement par suppuration prolongée.

A côté de ces cas de rupture du foyer péritonéal dans un organe voisin, nous devons mentionner ici un accident, heureusement rare, mais qui peut avoir les conséquences les plus terribles pour le gynécologiste. — Une femme accuse les signes d'une affection du petit bassin ; le médecin voulant faire un diagnostic, se livre à un examen méthodique : toucher, palper, cathétérisme ; mais la femme est prise d'accidents péritonéaux soudains, qui peuvent même l'enlever et faire croire à un empoisonnement.

L'examen a tout simplement provoqué la rupture d'une trompe kystique ou donné une impulsion aiguë à une affection latente jusqu'alors.

3° Enfin, comme conséquence presque inévitable de la pyo-salpingite, il faut mentionner la stérilité. La lésion est, en effet, d'ordinaire double, et rappelons-nous qu'en étudiant l'anatomie pathologique, nous avons noté une foule d'obstacles accumulés pour ainsi dire sur la route du spermatozoïde : oblitération des orifices de la trompe, distension de celle-ci par le pus, atrophie ou dégénérescence purulente de l'ovaire, fausses membranes qui l'enkystent et l'isolent du pavillon, etc.

Pronostic.

Le pronostic de cette affection est toujours sérieux. Rarement, en effet, elle guérit complètement — et si, par extraordinaire, tous les signes de l'affection disparaissent, on voit presque nécessairement la stérilité en être la conséquence.

Mais, plus souvent, les lésions suivent leur cours ; les poussées inflammatoires péritonéales se répètent ; dès lors, la femme ne cesse de souffrir. — Souvent même elle maigrit, pâlit, présente tous les signes de l'hystéro-anémie ; bientôt, enfin, des symptômes d'hecticité.

Aussi, n'est-il pas étonnant que ces femmes, à charge à elles-mêmes, et à leur entourage, perpétuellement exposées aux dangers que nous venons de signaler, demandent à être débarrassées de leurs souffrances, fût-ce au prix d'une opération dangereuse.

Diagnostic.

Le dignostic des affections tubaires repose sur la marche si caractéristique de l'affection, sur les commémoratifs et antécédents, enfin et surtout, sur les signes physiques que fournissent le palper et le toucher isolés ou associés.

Pourtant ce diagnostic est souvent délicat et demande une certaine habitude, surtout pour différencier l'affection d'un certain nombre d'altérations utérines ou péri-utérines.

a. Un kyste de l'ovaire de petit volume peut, jusqu'à un certain point, en imposer par son siège. Mais la marche est toute différente, et les douleurs sont nulles.

b. Cependant un kyste du ligament large a pu être pris pour un abcès de la trompe. Terrillon en a vu deux cas.

c. Les corps fibreux donnent surtout lieu à confusion.

Dans le fibrome, dit-on, les douleurs n'ont ni le même caractère, ni la même intensité. La malade ne maigrit pas et conserve l'appétit; le volume de la tumeur augmente d'une façon sensible et par périodes. La fièvre est nulle, il n'y a ni accélération du pouls, ni élévation vespérale.

L'examen: toucher, palper, ne réveille aucune douleur.

Dans la salpingo-ovarite, les douleurs sont souvent intenses, exquises et s'aggravent encore au moment des règles. — La patiente maigrit, a des nausées et des troubles digestifs.

Le volume du paquet latéral à l'utérus reste stationnaire, ou, si celui-ci acquiert des proportions notables, on peut sentir de la fluctuation; souvent alors on note de la fièvre; et l'examen le plus prudemment fait réveille une douleur intense caractéristique.

Malgré ces caractères si tranchés, il n'en est pas moins vrai que dans certains cas de corps fibreux douloureux, le diagnostic devient des plus difficiles. Un petit corps fibreux, placé sur les côtés du col, est assez pédiculisé pour que le doigt puisse pénétrer entre lui et le col; en même temps il est excessivement douloureux, tellement douloureux que le moindre attouchement provoque presque une syncope. La femme pâlit, maigrit, s'affaiblit de jour en jour. — Sur quoi se baser pour faire le diagnostic? J'ai par devers moi un cas de ce genre. — Également, M. Bouilly, croyant à une salpingite, fait la laparotomie et tombe sur des fibromes péri-utérins infiltrés dans les ligaments larges. Ce sont là des exemples qui montrent à quelles difficultés de diagnostic on est parfois exposé.

Doit-on chercher à différencier la salpingite du phlegmon du ligament large et de la pelvi-péritonite?

Nous avons vu que ces deux affections doivent rentrer dans le cadre de la salpingite. — Que le phlegmon du ligament large a été confondu le plus souvent avec une pyo-salpingite. — Que, d'autre part, la pelvi-péritonite n'est qu'une complication, pour ainsi dire, obligée de la même affection.

Un diagnostic, plus bizarre de prime abord, est celui qu'il faut faire avec des masses ganglionnaires, disposées en arrière du péritoine, simulant, à s'y méprendre, des tumeurs de la trompe.

M. Terrier rapportait dernièrement, à la Société de chirurgie, un cas dans lequel il avait commis cette erreur, et où une laparotomie transpéritonéale permit l'extirpation des ganglions et fut suivie de la guérison.

MM. Pozzi et Lucas-Championnière mentionnèrent, le premier un et le second deux faits analogues.

En résumé, la marche et l'évolution de l'affection, les commémoratifs et le mode de début, le siège des douleurs suffisent d'ordinaire à préciser le diagnostic. L'examen méthodique des annexes, pratiqué s'il le faut sous le chloroforme en certains cas de rigidité des parois, ne laissera plus de doute.

Le diagnostic demande à être fait avec tout le soin possible, puisqu'il décide très souvent d'une intervention. Aussi, malgré que parfois cela soit chose peu aisée, on doit pourtant, avant d'agir chirurgicalement, faire tout le possible pour constater le paquet caractéristique et avoir recours, en cas de doute, à l'exploration minutieuse sous le chloroforme.

Traitement.

Autrefois, cette affection était toujours traitée médicalement, et on n'eut jamais songé à une intervention chirurgicale.

Aujourd'hui, on peut formuler comme règle : que toute salpingite suppurée, quand on peut la diagnostiquer, doit être traitée autant que possible chirurgicalement.

Dans le traitement, il faut distinguer deux cas :

I. — La salpingite est au début ; ou ne fait que redouter la suppuration.

II. — La salpingite est suppurée.

I. — Dans le premier cas, alors que des douleurs dans la région ovarienne, de la fièvre, quelques nausées, succédant à un avortement, font craindre le début d'une salpingite, il faut avoir d'emblée recours à un traitement médical préventif.

On institue des injections vaginales répétées avec une solution à 1/2000e de sublimé. — Le médecin lui-même administre dans la journée, une, deux injections intra-utérines avec la même solution. En même temps, on condamne la patiente à un repos absolu. Des vésicatoires volants sont appliqués sur le ventre, des opiacés donnés en lavements ou en injections sous-cutanées.

On a grande chance de voir ces salpingites au début, et ces menaces de salpingite céder à ce traitement médical et disparaître.

Tel est, si je puis m'exprimer ainsi, le traitement préventif de l'affection.

II. — Mais lorsque les femmes souffrent depuis longtemps, 2, 3 ans, lorsque des poussées de pelvi-péritonite se sont succédées et menacent encore, puisque les rechutes sont la règle — lorsque la fluctuation, soit au toucher, soit au palper, lorsque tous les signes d'une fièvre hectique : exaspérations vespérales, sueurs, amaigrissement, viennent démontrer la nature suppurée de l'affection. Alors l'intervention chirurgicale n'est plus à discuter, elle s'impose.

Ou bien le chirurgien enlève les annexes, ou bien il draine les trompes remplies de pus si l'extirpation est impossible.

A. *Ablation des annexes.* — Le 1er temps consiste dans une simple laparotomie médiane. — L'incision doit être faite d'après les règles qu'on connaît ; elle doit seulement être suffisante pour permettre l'introduction de deux doigts ; si le paquet des annexes à enlever est volumineux, il est toujours temps d'agrandir l'incision par en haut d'un coup de ciseaux.

B. — Le 2me temps consiste dans la reconnaissance des organes à enlever.

L'incision faite à la paroi abdominale, deux doigts sont introduits dans la plaie et vont à la recherche du fond de l'utérus. Souvent, des adhérences épiploïques tendent le grand épiploon au-dessus de la cavité pelvienne : il faut alors détacher doucement les adhérences ou les couper entre 2 ligatures, refouler le grand épiploon par en haut, repousser l'intestin grêle dans le même sens, et maintenir le tout haut par une éponge antiseptique.

Parfois même, les adhérences ne peuvent être vaincues, et il faut traverser le grand épiploon pour arriver dans le petit bassin.

Le doigt cherche alors le fond de l'utérus, et de chaque côté le bord supérieur du ligament large. — C'est en suivant ce bord, qu'il tombe sur le paquet formé par la trompe distendue, sinueuse, bosselée, réunie à un ovaire soit ratatiné, soit distendu également par du pus, non toujours reconnaissable d'ailleurs au milieu des fausses membranes qui englobent le tout.

Le 3me temps consiste dans l'ablation des tumeurs préalablement décortiquées.

La décortication est longue et laborieuse et l'extirpation des annexes n'est en rien comparable à une opération de kyste de l'ovaire.

Le doigt va s'insinuer entre la tumeur et les parties voisines, déchirant peu à peu les adhérences ; il a la sensation que la masse à enlever fait corps avec les organes voisins, qu'elle est comme enfoncée, immobilisée au milieu des adhérences et des fausses membranes. Il faut donc une certaine hardiesse pour en attaquer la périphérie peu à peu avec un ou deux doigts, la décoller centimètre par centimètre, la pédiculiser, l'attirer à l'extérieur. Les adhérences sont surtout intimes avec les parois antérieure et inférieure du petit bassin. — L'épaississement des ligaments large et infundibulo-pelvien offrent de sérieuses difficultés pour l'énucléation. — Parfois, les adhérences intestinales sont telles, qu'elles mettent un obstacle absolu à l'extirpation.

Quoi qu'il en soit, le paquet tubo-ovarien a été isolé et pédiculisé ; il est amené à la plaie abdominale, et enlevé, après ligature du pédicule, suivant les préceptes ordinaires.

La cautérisation au thermo-cautère du moignon de la trompe est recommandée pour éviter l'infection consécutive.

Puis on procède de la même façon à l'enlèvement des annexes du côté opposé presque toujours malades également.

Si, chemin faisant, un abcès s'est rompu, on s'oppose autant que possible par une couronne d'éponges, à la pénétration du pus dans la cavité péritonéale, et avant de refermer l'abdomen, on procède à un large lavage de toute la cavité péritonéale au moyen d'eau filtrée, et distillée, et chaude. Une toilette soignée des culs-de-sac du péritoine termine : Beaucoup de chirurgiens ne se font pas faute, en ce cas, de mettre un gros drain qui va plonger jusqu'au fond du cul-de-sac de Douglas. On peut alors, en toute sûreté, passer au 4me temps, c'est-à-dire faire la suture des parois.

Ce rapide aperçu doit montrer que d'écueils posés sur la route de l'opérateutr. Tantôt la poche purulente présente des parois si minces, que le moindre effort de décortication menace de l'ouverture du foyer purulent dans le péritoine ; d'autres fois, une anse intestinale ou la vessie adhère si intimement au paquet à enlever, qu'on ouvre soit l'un, soit l'autre de ces organes dans le cours de l'opération.

Aussi, le chirurgien prudent, tout en regrettant de ne pouvoir pratiquer l'extirpation totale des organes malades, recule-t-il en certaines circonstances, devant une opération qu'il sait être meilleure, mais présenter de sérieuses difficultés et exposer à de graves dangers dans un cas déterminé. Qui ne sait se borner, ne saurait prétendre à être chirurgien, pourrions-nous dire avec raison. Il faut, en effet, savoir parfois se contenter de l'ouverture et du *drainage* de la tumeur, bien que ce soit là une opération incomplète et bien inférieure à la décortication totale.

B. *Drainage*. — Pour ce, la poche est vidée au moyen de l'aspirateur Potain. Puis, attirée jusqu'à la plaie abdominale, où une série de sutures la fixe ; par cet artifice, le foyer devient comme extra-péritonéal ; ses parois sont alors largement ouvertes ; la poche entièrement lavée ; un gros drain de la grosseur du pouce, insinué jusqu'au point le plus déclive — ce drain permettra l'écoulement des liquides et le lavage de la poche. — Puis on procède à la suture des parois. On a soin qu'un tampon de gaz iodoformé bouche l'extrémité du drain, et que celle-ci reste enfermée dans les pièces du pansement. Il va sans dire que, dans ces conditions, on est obligé de renouveler le pansement tous les jours, parfois même deux fois par jour si la suppuration est très abondante.

Ce drainage obligé peut laisser à sa suite des fistules qui persistent des mois avant de se fermer. On a même vu celles-ci donner issue à des matières fécales, comme en fait foi une observation de M. Bouilly, dans laquelle le trajet se ferma spontanément après trois semaines. Nous observons, en ce moment, un cas semblable dans le service de M. le professeur Duret.

Quant aux résultats du traitement chirurgical, qu'on me permette de citer quelques chiffres donnés par M. Terrillon dans une récente communication à l'Académie de médecine sur sa statistique personnelle. — Il a pratiqué 50 fois l'extirpation des annexes, 17 fois pour des pyo-salpingites, 4 fois pour des salpingites tuberculeuses. — Sur ces 50 laparotomies, M. Terrillon n'accuse que deux morts, toutes deux dans des cas de pyo-salpingite avec rupture du foyer purulent pendant l'opération. 5 fois le drainage, après laparotomie, a été appliqué, les 5 malades guérirent.

Presque toutes les patientes furent notoirement améliorées. — Un grand nombre même radicalement guéries. Ce n'est que l'exception qui ne semble pas avoir bénéficié de l'intervention.

Mais il ne faut pas croire que l'amélioration ait été obtenue d'emblée. — Après l'opération, des soins constants ont fini par triompher de l'anémie, de l'état dyspeptique, du nervosisme, qui s'étaient emparés de ces malades depuis longtemps. — Les courants continus ont eu raison, dans certains cas, des douleurs persistant encore après l'ablation des annexes — et ce n'est qu'après quatre mois, cinq mois, un an de lutte constante que la guérison définitive a été obtenue.

En un mot, le chirurgien a dû faire appel au flair, à toutes les qualités du vrai clinicien pour asseoir un diagnostic et poser nettement les conditions de l'intervention. — L'extirpation faite, son rôle n'est pas terminé, il se voit encore le plus souvent dans la nécessité de recourir à toutes ressources de la thérapeutique pour enchaîner définitivement le mal que l'acte opératoire n'a fait qu'abattre momentanément.

Pour conclure, nous dirons que cette révolution de nos connaissances sur la pyo-salpingite est bien faite pour nous démontrer la suprématie, le rôle prépondérant du chirurgien, qui va s'affirmant de jour en jour.

Cette affection était toute médicale, et sa nature restait des plus obscures, son traitement des moins efficaces. — Pour la faire sortir du domaine des hypothèses, il a fallu que le chirurgien la fit sienne ; remontant aux origines de l'affection, pénétrant ses lésions intimes, traçant les grandes lignes de sa symptomatologie, il s'est efforcé de résoudre toutes les données du problème des maladies tubaires et d'instituer à leur égard un traitement rationnel. — Nous avons vu comment il a réussi.

Aussi, M. Bouchard avait-il raison de dire tout récemment :

« Bientôt le chirurgien possèdera non seulement tous les secrets » de ce qui était son domaine, mais il apprendra à connaître les maladies que vous vous réserviez, vous médecins, et qu'il est appelé » à traiter localement. — Déjà il n'a plus besoin de votre assistance » pour poser un diagnostic. »

Lille Imp. L. Danel.

www.ingramcontent.com/pod-product-compliance
Ingram Content Group UK Ltd.
Pitfield, Milton Keynes, MK11 3LW, UK
UKHW021031220726
13924UKWH00001B/248